NŒUDS

DU

CORDON OMBILICAL

PAR

D.-E. GUESDE,
Docteur en médecine de la Faculté de Paris.

PARIS
A. PARENT, IMPRIMEUR DE LA FACULTÉ DE MÉDECINE
A. DAVY, SUCCESSEUR
29-31, RUE MONSIEUR-LE PRINCE, 29-31

1881

NŒUDS

DU

CORDON OMBILICAL

NŒUDS

DU

CORDON OMBILICAL

PAR

D.-E. GUESDE,

Docteur en médecine de la Faculté de Paris.

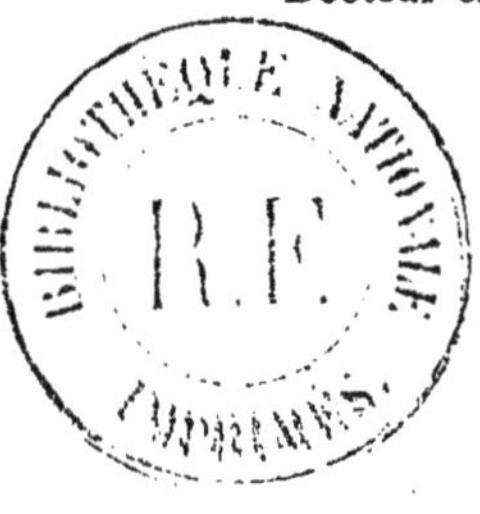

PARIS

A. PARENT, IMPRIMEUR DE LA FACULTÉ DE MÉDECINE

A. DAVY, SUCCESSEUR

29-31, RUE MONSIEUR-LE-PRINCE, 29-31

1881

NŒUDS

DU

CORDON OMBILICAL

M. le Dr Chantreuil, dans sa thèse d'agrégation « *Des dispositions du cordon* » a traité la question qui fait le sujet de la présente thèse, et, après avoir transcrit les observations données par les auteurs comme preuves de mort du fœtus par nœud du cordon, a conclu qu'il n'était pas permis d'après les faits rapportés, de s'arrêter à cette interprétation.

Depuis la publication de cette thèse quelques observations ont été de nouveau produites qui, mieux rédigées et plus complètes, ont encore tenté d'incriminer les nœuds du cordon. Notre travail analyse simplement ces observations.

ANATOMIE ET PHYSIOLOGIE DU CORDON

Le cordon ombilical est cette tige flexible et molle, de longueur variable mesurant toutefois en moyenne 45 à 50 cent., qui s'étend du placenta à l'abdomen du fœtus. Lieu de passage des artères et de la veine ombilicales, le cordon est formé d'une membrane limitante, dépendant de l'amnios, membrane qui sert de soutien aux vaisseaux ombilicaux plongés dans la substance gélatineuse de Wharton.

Avant de posséder la constitution qu'on lui connaît au terme de la grossesse, le cordon subit à partir de son apparition, des modifications qui consistent surtout dans ces deux grands faits : 1° disparition des vaisseaux omphalo-mésentériques dont on peut toutefois retrouver certaines traces, à une période avancée de la grossesse : 2° disparition de l'allantoïde qui ne laisse souvent qu'une traînée cellulaire.

Le cordon, quoique d'aspect général cylindrique, offre le plus souvent de distance en distance, des inégalités dues, soit à des accumulations, en ces points, de substance gélatineuse, soit à des entortillements des vaisseaux ; ailleurs il est aplati et affaissé par suite du peu d'abondance du milieu gélatineux.

La quantité plus ou moins grande de cette subtance gélatineuse a fait diviser par les auteurs les cordons en gras et maigres.

Le cordon se présente en outre le plus généralement contourné sur lui-même de gauche à droite en partant de l'anneau ombilical; les tours de spire ainsi formés, sont de nombre variable; la torsion d'un bout à l'autre du cordon varie entre un quart de tour de spire et trente et quarante tours comme en signalent les auteurs. Il est absolument rare de rencontrer un cordon privé de toute torsion.

Le cordon qui n'a subi aucune altération intime est en général, à la fin de la grossesse, assez résistant et peut, sans se rompre, supporter un poids supérieur à celui du fœtus à terme. Sa longueur est, nous l'avons dit, fort variable et l'on peut rencontrer toutes les longueurs intermédiaires entre les dimensions signalées dans les livres classiques, depuis les faits d'absence complète du cordon avec accollement d'une partie fœtale au placenta, jusqu'aux longueurs considérables d'un mètre cinquante et deux mètres. Il nous a semblé que les dimensions du cordon étaient assez généralement en rapport avec le poids du fœtus. Parmi un bon nombre de cordons mesurés à la clinique j'ai pu constater que des cordons de 79 — 76 — 70 — 88 — cent. correspondaient à des fœtus de 3046 — 3260 — 3500 — 3220 gr., d'autres cordons longs de 57 — 38 — 40 — 60 — 50 cent. appartenaient à des enfants pesant 2300 — 2620 — 2480 — 3000 — 2370. Dans deux cas de circulaires l'un de circulaires doubles, le cordon avait 74 cent., et l'enfant pesait

3120 — l'autre de circulaire simple, au poids de 3710 gr. correspondait un cordon de 75 cent. Il n'y a peut-être là qu'un simple fait de coïncidence, en tout cas ces rapports nous semblent assez intéressants pour être signalés.

L'insertion du cordon au placenta peut se faire en différents points de la surface de cet organe : tantôt centrale, et alors les vaisseaux rayonnant du point d'insertion, se divisent également dans la masse des cotylédons ; tantôt marginale, et dans ce cas, on voit ramper à la surface du gâteau placentaire, les divisions vasculaires d'autant plus considérables qu'elles gagnent des cotylédons placés plus loin du point d'insertion du cordon. Ailleurs le cordon vient s'implanter sur un point des membranes, voisin du placenta mais assez distant toutefois pour que les vaisseaux n'y parviennent qu'en rempant entre les membranes. C'est là l'insertion membraneuse. On a vu cette variété d'insertion se faire au niveau de l'orifice interne et amener toutes les complications qu'entraîne la présence du placenta aux environs du col utérin.

Le cordon du fœtus à terme est formé, nous l'avons dit, par un cylindre membraneux qui est une dépendance de l'amnios. C'est en se réfléchissant du placenta sur les vaisseaux ombilicaux qui en émergent, que l'amnios fournit sa gaîne au cordon. Cette gaîne est mince, transparente, jaunâtre par endroit, nacrée ailleurs et présente une assez grande résistance à la traction. Elle ne posséderait, d'après la majorité des auteurs, ni vaisseaux sanguins ou lymphatiques ni nerfs ; toutefois Schott et Valentin disent avoir observé des filets nerveux se rendant à la veine ombilicale et provenant du plexus hépatique; d'autres filets se rendant aux artères et naissant du plexus hypogastrique. La constitution hystologique serait identique à celle de la membrane amnios; elle en différerait par la couche des cellules superficielles qui, au lieu d'être simple comme sur la face interne de la poche, serait ici stratifiée et formée de cellules cylindriques.

Les artères et la veine ombilicale, plongées dans la gélatine de Wharton, restent isolées et indépendantes dans le cordon, ne s'anastomosant pas, et parcourant le trajet de l'anneau ombilical au placenta en décrivant des tours de spire plus ou moins nombreux. Toutefois au niveau de leurs insertions au placenta les artères échangent des canaux anastomotiques. Les deux artères restent entre elles généralement parallèles dans le cordon. La situation respective des artères et de la veine ne varie guère. La veine reste presque toujours centrale, les deux artères l'enveloppant de leurs inflexions. Au niveau de l'abdomen fœtal, les vaisseaux ombilicaux traversent l'anneau et se dirigent, les artères en bas, vers les côtés de la vessie pour gagner les artères hypogastriques auxquelles elles s'abouchent à plein canal, la veine, en haut, vers la face inférieure du foie. Au niveau de l'anneau, la membrane amniotique limitante du cordon s'arrête brusquement et se continue avec la peau de l'abdomen.

La veine ombilicale résulte de la réunion de tous le troncs veineux placentaires ; elle est d'un calibre supérieur à celui des artères ombilicales réunies. Hyrtt et Berger, insufflant les vaisseaux ombilicaux et les faisant ainsi sécher, ont constaté l'existence de replis valvulaires. Ces replis seraient constitués par le plissement sous forme semi-lunaire de la totalité des parois artérielles et veineuses. Ces valvules semi-lunaires sont placées au niveau des dépressions annulaires, des étranglements qui s'observent le long des vaisseaux. Ces replis valvulaires seraient, disent ces auteurs, plus constants dans les artères.

Ces vaisseaux, les artères surtout, sont fort riches en éléments musculaires lisses, d'où leur vient leur grande rétractilité. Les artères ne semblent pas posséder de vasa vasorum. Les artères offrent en outre cette particularité intéressante de devenir, au moment où elles pénètrent la masse placentaire, manifestement plus volumineuses que dans leur trajet à travers le cordon. Il est assez rare d'observer des anomalies aux vaisseaux du funicule ombilical ; une des plus constantes est la division d'une artère en deux branches, branches qui plus loin se soudent et reconstituent l'artère divisée.

Virchow fait de la gélatine de Wharton un tissu aréolaire composé de grandes cellules à prolongements ramifiés et anastomosés. Ces cellules reliées par leurs ramifications seraient le siège d'une circulation lymphatique active. Rollet considère le milieu gélatineux comme un vrai tissu conjonctif fort lâche dont les mailles emprisonneraient de la mucine.

Le rôle physiologique du cordon se résume dans la protection apportée aux vaisseaux qui le parcourent. Souple et mobile, il échappe pendant la parturition aux compressions qui pourraient entraver la circulation fœto-placentaire. Sa longueur, plus ou moins considérable, permet au fœtus de supporter les heures quelquefois longues du travail, sans qu'il y ait interruption dans l'apport du sang et sans l'exposer aux dangers d'un décollement prématuré du placenta. La gélatine de Wharton enveloppe de toutes parts les vaisseaux et les protègent directement contre les compressions.

La vitalité du funicule tient sans doute à la circulation même des artères et de la veine ombilicales qui laissent transsuder les éléments nutritifs nécessaires à sa parfaite intégrité.

NŒUDS DU CORDON.

Les nœuds du cordon ne sont pas d'observation commune, et les diverses statistiques faites sur ce point, quoique donnant des chiffres plus ou moins considérables pour un même nombre d'accouchements, n'en montrent pas moins la rareté de ce phénomène

Ainsi, à la clinique de la Faculté de Paris, sur 6,075 accouchements qui y ont eu lieu de janvier 1865 à janvier 1875, on ne trouve que 7 nœuds (6 nœuds simples, 1 double), soit à peu près 1 pour 1,000. M. Chantreuil rapporte la proportion donnée par Hecker, 1 nœud sur 266, et celle de Elsœner, 1 nœud sur 200 accouchements (25 sur 5,060). Carus en a compté 6 sur 169 accouchements. Kalschuetter, 3 sur 3 0. Osiander, 1 sur 60. A la clinique obstétricale de Dresde 1,327 accouchements ont fourni 15 cas de nœuds du cordon, ou 1 nœud pour 88 accouchements. On voit, par ces quelques chiffres, combien peut varier le rapport entre les faits de nœuds du cordon et un nombre déterminé d'accouchements. Pour ne prendre dans ces diverses statistiques que les chiffres extrêmes, nous voyons signaler à la clinique de Paris 1 cordon noué pour 1,000 qui ne le sont pas, et dans la statistique de Carus ce nombre relativement considérable de 6 cordons noués sur 169 cordons normaux, soit 1 sur 28, chiffre colossal, si on le compare a celui de M. le professeur Depaul.

La formation des nœuds simples du cordon, dans le cours de la grossesse ou pendant le travail, peut assez facilement se concevoir. L'existence d'une anse fermée, d'une boucle, à travers l'hiatus de laquelle s'engagerait le fœtus, est le mode généralement admis par les auteurs; mais pour les nœuds compliqués et parfois si bizarres, cette explication semble ne pas répondre aux conditions d'intrication qu'ils ont dû réclamer.

Simples ou compliqués, ils semblent en général coïncider avec certaines anomalies dépendant soit du cordon lui-même, soit du liquide amniotique. Ainsi on a signalé la longueur exagérée du cordon ; il est vrai que, dans la majorité des cas, les nœuds sont situés sur de longs cordons, mais les faits de W. Collins et de Wœts que nous voyons signalés dans la thèse d'agrégation de M. Chantreuil, faits où nous trouvons des cordons noués, longs seulement, l'un de 16 centimètres, l'autre de 35, indiquent que, dans ces cas, sont intervenues des circonstances difficiles à préciser ; peut-être a-t-on eu affaire là à des nœuds formés dans le cours de la grossesse, à une époque où le fœtus, grâce à son volume peu considérable, et muni à ce moment d'un cordon, relativement long, a pu s'engager dans une boucle.

L'existence d'une quantité anormale du liquide amniotique permettant au fœtus des changements de position plus faciles, est regardée comme une circonstance favorable. On comprend en effet que le fœtus mobile dans le milieu amniotique doit, dans ces conditions de plus facile déplacement, d'autant mieux s'engager dans les anses préalablement disposées.

Il nous a semblé que l'insertion du placenta n'était pas une condition indifférente à la formation des nœuds pendant la grossesse. Si le placenta s'insère sur le fond de la matrice, le cordon, pour peu qu'il soit long, descend vers l'orifice interne et de là remonte vers son insertion à l'ombilic du fœtus, formant ainsi une anse flottante. Au contraire, si l'on suppose le placenta appliqué sur le segment inférieur, le cordon par sa densité supérieure à celle des liquides a plutôt tendance à se masser dans cette région même qu'à se porter vers le fond de la cavité utérine pour s'y disposer en anse.

La boucle favorable est formée : le fœtus, si son axe est dans la direction voulue, y engage une des extrémités de son ovoïde ; peu à peu favorisée par les mouvements propres de l'enfant ou communiqués par les compressions utérines et par la surface glissante du cordon, la boucle chemine, subissant un temps d'arrêt aux saillies et aux dépressions que lui offre le corps replié du fœtus et franchit enfin l'autre extrémité fœtale, se resserrant alors de plus en plus. Ce semble le mécanisme de formation des nœuds simples.

Pour les nœuds compliqués, peut-on faire appel à si simple explication ? Nous le pensons, admettant toutefois pour cela la réalisation de certaines conditions exceptionnelles, permettant par exemple au fœtus de franchir dans le même temps des boucles doubles ou triples dont une longueur exagérée du cordon a facilité l'installation. Mais le moment le plus favorable à la formation des nœuds compliqués nous semble être le temps du travail ; à ce moment, le cordon massant des circonvolutions au niveau de l'orifice utérin peut offrir d'autant mieux les anses et les boucles multiples dont la présence a toujours semblé nécessaire aux auteurs.

Tel nous semble être le cas de Leyman, constitué probablement au moment de sa formation par deux boucles que l'enfant a franchies et qui se sont ensuite resserrées par une intrication particulière.

De même qu'il a pu se former un nœud, il peut s'en établir un plus grand nombre sur le même cordon et par le même mécanisme. Les nœuds peuvent prendre naissance soit pendant le cours de la grossesse, soit pendant le travail. Les auteurs qui se sont occupés de la question ont décrit certains caractères permettant de les différencier selon le moment de leur formation. Ainsi les nœuds anciens, c'est-à-dire antérieurs au travail et formés à une époque indéterminée de la grossesse, amènent de légères modifications dans la constitution du cordon : la gélatine de Wharton, aux points de pression, a subi un déplacement et se masse aux endroits où la compression est moindre. La membrane limitante ne semble pas avoir subi de transformation, peut-être est-elle en ces points un peu plus blanchâtre, plus opaque qu'ailleurs. Le cordon, portant un nœud ancien, garde sur son trajet, lorsque le nœud est défait, des traces des compressions subies et reprend difficilement l'aspect cylindrique du cordon normal. Les nœuds de formation récente ne laisseraient au contraire pas ces stigmates et, défaits, rendraient au funicule son aspect primordial. Nous n'avons vu nulle part qu'on eût observé des adhérences entre les replis accolés dont sont formés les nœuds du cordon.

On a écrit qu'il existait quelquefois une certaine atrophie du cordon entre le nœud et l'ombilic; sur le petit nombre de cordons noués qui nous a passé par les mains, nous n'avons rien observé de semblable.

Le nœud peut siéger sur toute la longueur du cordon aussi bien vers le placenta qu'au niveau de l'ombilic, mais c'est en général vers sa partie moyenne qu'il s'installe.

Les nœuds dont nous venons de voir la formation sont-ils un danger pour l'enfant?

Si nous consultons les auteurs sur ce point, nous les trouvons tous à peu près du même avis : pour le plus grand nombre, la réponse est négative, le cordon noué n'exerce pas d'influence fâcheuse sur la vie de l'enfant.

Mauriceau donne 8 cas de nœuds du cordon : tous les enfants étaient vivants.

B. L. Baudelocque ne pense pas que le fœtus puisse s'en trouver gêné. Il cite même l'existence d'un nœud fort compliqué qui n'empêcha pas l'enfant de venir vivant et fort vivace.

Jacquemier dit qu'il serait difficile de rapporter des exemples bien concluants de mort survenue par nœud du cordon.

Schroder, dans le Traité d'accouchement dont M. le Dr Charpentier a donné une traduction, dit qu'il est extrêmement rare que les nœuds apportent un obstacle à la circulation.

Jamais, dit textuellement Cazeaux, les nœuds ne peuvent être assez serrés pour compromettre la vie du fœtus pendant la grossesse.

Et Playfair dans son livre de l'*Art de l'accouchement* : « S'il y a dans le cordon une quantité normale de gélatine de Wharton, les vaisseaux sont protégés de la compression, et il n'en résulte aucun accident. »

M. le Dr Chantreuil, dans sa thèse d'agrégation.

bien que citant un certain nombre d'observations de mort du fœtus attribuable à l'existence du nœud, dit : « on conçoit, il est vrai, que les nœuds du cordon soient la cause d'embarras circulatoire; mais avant d'aller plus loin, il faut attendre des observations précises exemptes de complications qui nous permettent d'attribuer aux nœuds leur véritable influence sur l'état du fœtus. »

M. le Dr Tarnier, au cours de la discussion soulevée à l'Académie par M. Guéniot, a donné son opinion ; il pense qu'il est très difficile de faire sur un cordon un nœud assez serré pour que la circulation soit arrêtée. M. Tarnier a rappelé ses expériences, qui ont bien démontré combien il était difficile aux nœuds simples de résister à la pression des injections.

Le Dr Devilliers, dans son recueil des mémoires et d'observations sur les accouchements (1862), page 266, émet un avis semblable ; il ne croit pas, non plus que les auteurs déjà cités, que le cordon puisse présenter des nœuds assez serrés pour s'opposer au passage du sang ; il ajoute que les mouvements du fœtus sont généralement trop limités pour qu'ils puissent exercer une traction très énergique sur les nœuds formés, mais il croit que le fœtus engagé dans l'excavation et soumis aux pressions utérines peut tirer assez fort sur le cordon pour resserrer les nœuds préformés. M. Devilliers dit que, quant à lui, il a eu plusieurs fois l'occasion de rencontrer des nœuds du cordon, et qu'il n'a jamais eu lieu d'attribuer à ces nœuds les accidents présentés par le fœtus.

M. le professeur Depaul, au moment où M. Guéniot attribuait devant l'Académie de médecine la mort d'un enfant à l'existence d'un nœud du cordon, soutenait que, d'après son expérience, les nœuds du cordon ne lui paraissaient pas avoir de si terribles conséquences; et à l'une des séances ou s'est agitée cette question, il put présenter à l'Académie un cordon muni d'un nœud serré, qui n'avait eu aucune influence sur l'enfant.

A une séance de la Société anatomique, M. le professeur Depaul avait déjà exprimé son avis à cet égard et disait à propos d'un cas, présenté par M. Piogey, qu'il pensait devoir attribuer la mort de l'enfant non au nœud du cordon, mais à une procidence méconnue.

Voilà certes un ensemble d'affirmations de sources respectables qui semblerait devoir écarter tous les doutes et faire de cette question une chose jugée; mais en face de l'opinion affirmant que jamais nœud du cordon ne peut avoir de conséquence fâcheuse, s'en présente une autre, moins radicale dans son expression, déclarant que le fœtus peut souffrir d'un nœud et citant des faits.

Nous allons passer en revue quelques-unes des observations qui reviennent sans cesse quand s'agite la question des nœuds du cordon et voir, en discutant ces observations, si vraiment on peut leur attribuer quelque crédit.

J'emprunte à l'article de M. Géry, paru dans l'Union médicale d'octobre 1876, deux observations de mort des procès-verbaux de l'ancienne Société médicale de l'ancien VIIIe arrondissement de Paris; l'autre est de la clientèle de M. Géry. Ces observations ont été reproduites par les Archives de tocologie.

1° M. Augouard père communique le fait suivant :

Le 27 février 1872, une dame enceinte de sept mois et demi, cesse de sentir remuer.

M. Augouard pratique le toucher le 3 mars et croit reconnaître que l'enfant est mort. Une saignée est pratiquée, quelques bains sont prescrits, et vers le sixième jour du traitement, cette dame croit sentir des mouvements ; il y en avait en effet, mais ils ne venaient pas de l'enfant, ils tenaient aux contractions de la matrice. Vingt-huit jours après, M. Augouard est appelé, le travail de l'accouchement est commencé et suit une marche lente et naturelle. Vers le soir, dix heures environ après le commencement du travail, M. Augouard trouvant la dilatation du col suffisante, perce les membranes et il s'en échappe une eau roussâtre et fétide. Le doigt porté dans le vagin pour reconnaître la position de l'enfant, s'engage dans l'anus de celui-ci. Alors M. Augouard introduit la main, amène les pieds à la vulve, et termine ainsi l'accouchement. L'enfant était mort et présentait tous les signes qui annoncent une mort intra-utérine remontant à un mois environ.

M. Augouard a examiné avec soin le placenta et l'a trouvé atrophié, mais son attention a été surtout fixée par un nœud du cordon ; ce nœud est très serré et au point d'entrecroisement des deux anses, il y a un étranglement bien marqué. Le cordon est réduit à un cinquième de son volume dans ces deux points au milieu desquels est un renflement formé par la partie non comprimée. Les deux points comprimés présentent l'aspect d'un cordon fibreux dont le tissu n'est pas entièrement transformé.

Certes, on a dans cette observation deux faits qui semblent se tenir de près : l'existence d'un nœud du cordon et la mort du fœtus; mais cette atrophie du placenta dont la cause semble rapportée, par l'auteur de l'observation, au nœud du cordon tout comme il fait de la mort du fœtus une conséquence de ce même nœud, cette atrophie, disons-nous, ne pourrait-elle pas suffire à expliquer la mort de l'enfant ? Playfair dit *que lorsqu'il existe une atrophie véritable du placenta, la vitalité du fœtus peut-être sérieusement compromise.* Et d'ailleurs, l'auteur nous donne la description d'un nœud certainement ancien, nœud qui a existé assez longtemps avant la mort de l'enfant, pour faire subir des modifications au cordon ; cette ancienneté du nœud nous montre que l'enfant a supporté parfaitement le nœud de son cordon jusqu'au jour où s'est installée une lésion funeste pour lui, lésion qui nous paraît être ici l'atrophie du placenta.

2° Observation de M. Géry :

Nœud simple et unique du cordon ne coïncidant avec aucune circulaire ; arrêt de la circulation ; mort du fœtus.

Mme X..., 32 ans, bonne santé habituelle, d'une petite taille mais parfaitement conformée, a eu une première couche il y a deux ans. L'accouchement comme la grossesse, s'est passé sans aucun accident et l'enfant, un garçon, est fort et vigoureux ; une deuxième grossesse survenue douze mois après la première, n'offre aucun symptôme à signaler dès les débuts.

Phénomènes habituels de nausées, vomissements après les repas. On sent les mouvements de l'enfant à l'époque habituelle. Au commencement du sixième mois, Mme X., très bien portante jusque-là, voit survenir un œdème qui, localisé d'abord aux deux pieds, envahit successivement les jambes, les cuisses, les grandes lèvres et la paroi abdominale sous-ombilicale. Vers la fin du mois, l'œdème a pris de si notables proportions que la malade ne peut plus se chausser, et marche très difficilement. Aucune bouffissure aux extrémités supérieures et au visage. Les urines assez troubles, traitées par l'acide nitrique et la chaleur, offrent un dépôt considérable d'albumine. Pas de fièvre, très bon état général, abdomen régulièrement développé.

Tel est l'état de Mme X..., le 8 juin 1874, jour où je vais la voir à la campagne qu'elle habite depuis six semaines, ne pouvant revenir à Paris, à cause de l'œdème.

Le moral paraît excellent, quoique Mme X... soit un peu craintive et quelle soit entourée de personnes très accessibles à la peur. Je sens parfaitement bien ce jour-là les bruits du cœur et les mouvements du fœtus; ils ne me semblent pas avoir une grande énergie, mais je ne m'en préoccupe pas davantage. On prescrit un peu d'eau de Vichy, des frictions avec le baume de Fioraventi, l'eau-de-vie camphrée, la position horizontale est le 15 juin, les symptômes d'œdème persistant encore, bien entendu, étaient assez amendés pour que Mme X... put revenir à Paris. Ce petit voyage qu'elle a fait en chemin de fer ne l'a pas fatiguée, et elle est en très bon état. Le lendemain, mardi 16, je la vois dans l'après-midi ; elle accuse de légères douleurs de reins, un peu de colique et un sentiment indéfinissable de souffrance et de gêne dans le bas-ventre. Cependant elle est levée et a son habitude extérieure ordinaire. Vers les 8 heures du soir, les douleurs augmentent, elles viennent toutes les cinq ou dix minutes et à mon arrivée, je trouve une dilatation du col grande comme une pièce de deux francs, à travers laquelle je touche les deux fontanelles. En un mot, imminence d'une fausse couche à sept mois de gestation. L'abdomen est étalé et nullement tendu, on ne perçoit aucun mouvement actif du fœtus. Absence complète des bruits du cœur. Deux heures se passent sans grand changement dans l'état de la patiente, puis en moins d'un quart d'heure, la tête arrive à la vulve, la franchit et je reçois une petite fille morte, évidemment depuis quelque temps.

Le cordon a au moins trois fois son calibre ordinaire ; il est dur, sec, d'une couleur sucre d'orge foncé et offre la présence d'un nœud situé à l'union des deux tiers ombilicaux avec le tiers placentaire. Le nœud a tout à fait la forme d'un nœud fait à la main comme ceux que l'on fait par exemple à l'extrémité d'un cordon coupé. Il est très serré et l'on comprend très bien qu'il ait interrompu la circulation ; le placenta est petit et présente des traces apoplectiques de dates diverses, le plus ancien pouvant remonter à trois ou quatre semaines, le plus récent à quelques jours.

L'examen du petit cadavre montre que la mort remonte à près d'une semaine. Placidité de la tête, état ridé et blanchâtre de la peau des mains et des pieds ; l'épiderme se détache faci ment et même est déplacé par places aux extrémités supérieures.

Cette seconde observation, bien plus complète que la première, mais seulement au point de vue des détails accessoires, ne me semble pas démontrer plus nettement que celle de M. Augouard ce qu'on veut lui faire prouver. Sans doute nous trouvons ici relaté un nœud du cordon, très serré même, mais est-ce là tout ce qui révèle l'examen du cordon et du placenta ? Non ! l'auteur de l'observation, après avoir dit les lésions apoplectiques du placenta, aprés avoir constaté la petitesse de cet organe, après avoir fixé à peu près la date des suffusions sanguines placentaires, date qui correspond à l'époque de la mort du fœtus, l'auteur passe outre sans s'arrêter à ces lésions fort suffisantes pour tout expliquer et conclut à la mort du fœtus par nœud du cordon. C'est aller, croyons-nous, bien vite dans la démonstration.

Cas de smelli. — En 1744, on vient me prier d'aller au secours d'une femme qui se croyait en travail d'enfant, quoiqu'elle ne fut encore que vers la fin du huitième mois de sa grossesse, mais l'événement fit voir qu'elle n'était tourmentée que d'une colique intestinale qui cessa par le moyen d'un lavement. Environ quinze jours après on me manda une deuxième fois et pour lors, je trouvais les membranes rompues. Les eaux étaient d'une couleur brunâtre et répandaient une très mauvaise odeur. L'accouchement fut très long et l'enfant, lorsqu'il fut né, parut tout livide. L'épiderme s'enlevait aisément par tout le corps, le bas-ventre était tout tuméfié et le cordon ombilical gonflé et livide, long environ de deux pieds et demi ou trois pieds avec un nœud fort serré dans son milieu.

Enfant mort né par suite d'un nœud du cordon (par W. Sankey; Obstetrical transactions, vol III, p. 413), empruntée à la thèse de M. Chantreuil.

Mme M..., âgée de 43 ans, à sa sixième grossesse, sentit remuer vers le milieu de janvier 1861.

Trois ou quatre semaines après, les mouvements faiblirent et elle s'aperçut qu'elle ne grossissait plus. Dans la nuit du 2 avril, elle fut prise de tremblement, syncope, vomissement, la vue faiblit, et le lait se mit à couler plus ou moins jusqu'à son accouchement qui eut lieu le 21 avril à 3 heures de l'après-midi.

Le fœtus n'était pas putréfié mais la tête était ramollie. En procédant à la ligature du cordon, je trouvai vers le milieu de la longueur un nœud qui me parut avoir causé la mort. Ce nœud, qui fut présenté à la société, était simple et pas trop serré.

Nous ne discuterons pas ces deux dernières observations qui n'offrent rien à la critique; elles sont incomplètes, car il nous est simplement dit que le cordon portait un nœud et que l'enfant était mort. L'examen ne semble pas avoir été poussé plus loin. Ces observations, pour nous, ne démontrent rien, pas plus que les enfants soient morts du nœud trouvé à l'examen que de toute autre lésion non indiquée.

Observation tirée d'une note intitulée ; *Note sur les nœuds du cordon et de leur influence sur la vie du fœtus*, par M. Canivet, interne des hôpitaux (Journal du professeur Pajot) :

Obs. — Cordon présenté à la Société anatomique, séance du 10 juillet 1875.

Mme X..., âgée de 38 ans, a déjà eu quatre enfants ; grossesses normales et sans accidents d'aucune sorte. La cinquième grossesse a été aussi très normale, mais à partir du huitième mois, la marche devient impossible par suite du développement du ventre. Néanmoins l'accouchement eut lieu à terme. Après l'expulsion d'un premier fœtus mort (présentation du sommet, sexe féminin), une nouvelle poche des eaux fut reconnue et un deuxième enfant vivant fut expulsé (présentation du siège, sexe masculin).

Le premier enfant était mort et assez macéré pour que l'épiderme se détachât avec facilité ; il ne présentait pas d'aplatissement des os du crâne ni de lésion appréciable. Son volume est sensiblement égal à celui de l'enfant vivant. A 10 centimètres de l'ombilic se trouve un nœud très violemment serré et le cordon, dont la longueur totale était de 95 centimètres, entourait trois fois le cou du fœtus.

La portion du cordon comprise entre les circulaires et le nœud est normale et ne présente rien de particulier, mais à partir du nœud jusqu'à l'ombilic, il offre une apparence congestive très nette. Le nœud lui-même est très serré et l'on voit la veine ombilicale formant une véritable ampoule contenant un caillot. Le cordon est de moyenne grosseur, c'est un cordon maigre. Il n'y a pas de différence de calibre entre la portion funiculaire et placentaire du cordon. Le nœud défait montre une disposition alternative de la gélatine de Wharton et garde l'empreinte des spires du nœud sans aucune tendance à reprendre son état naturel. Une injection poussée dans la veine ombilicale ne passe pas le nœud ; le placenta est normal.

Cette dernière observation est des plus intéressantes et nous avouons que n'était la présence des circulaires triples, nous serions très porté à admettre ici comme cause directe de la mort, la présence du nœud décrit. L'auteur a pris soin d'examiner le placenta et l'a trouvé absolument intact; on peut donc ici écarter toute influence morbide de cet organe. Les altérations signalées sur le cordon, semblent bien être sous la dépendance du nœud et nullement tenir à l'existence des circulaires. L'auteur dit avoir essayé de faire passer une injection à travers le nœud et n'aurait pas réussi; nous aurions attribué une certaine valeur à cette expérience il y a quelques jours, mais une expérience personnelle faite sur un cordon noué venant d'un enfant né dans des conditions de parfaite santé n'a pas non plus réussi; l'injection fut poussée avec une force assez grande mais sans résultat. On ne peut, pensons-nous, attribuer la mort à une maladie même du fœtus car, il serait difficile d'admettre qu'un seul des jumeaux eut été soumis à une influence diathésique sans que l'autre eut eu aussi à en souffrir. Nous savons bien que sur ce point même il y aurait matière a discussion. Quoi qu'il en soit, l'observation de M. Canivet nous semble être, parmi tous les faits connus de nœuds du cordon avec mort du fœtus, une des plus facilement acceptables dans le sens soutenu par l'auteur; toutefois les circulaires nous la font écarter.

Nous trouvons dans la Revue médico-chirugicale 1869 à la page 379 du tome V l'observation suivante (Passot) :

Le 20 mars dernier, je fus appelé chez Mme B.., rue de l'H.. pour l'assister pendant son travail. Quand j'arrivai auprès d'elle, elle me dit que depuis quarante-huit heures, elle avait senti les mouvements de son enfant se ralentir de plus en plus, au point que depuis vingt-quatre heures, il ne bougeait plus du tout et, cependant, ajoutait-elle, elle n'avait commis aucune imprudence. En appliquant l'oreille sur les parois du ventre et en les déprimant, il me fut impossible d'entendre les bruits du cœur de l'enfant. La dilatation marcha vite, l'enfant se présenta par le sommet, en première position et, comme Mme B. en était à son troisième enfant, la tête franchit facilement l'anneau vulvaire, qui n'offrait qu'une faible résistance. Les prévisions de la pauvre mère n'étaient que trop fondées. En effet, son enfant était né mort, et je m'aperçus bientôt de l'inutilité de mes efforts pour le ranimer : son volume était ordinaire, ses chairs déjà flétries et ses membres dans un état complet de résolution. Au bout de quelques minutes, la délivrance se fit spontanément. Alors je vis sur le cordon qui était d'une longueur considérable (1 mètre 10 centimètres), deux nœuds simples situés à peu près à son tiers supérieur, l'autre à son tiers inférieur. Ces deux nœuds étaient tellement serrés qu'il était visible, *à priori*, qu'ils avaient dû interrompre la circulation placento-fœtale.

J'ai cherché à faire passer une injection fine dans la longueur de la veine ombilicale, mais l'injection s'est arrêtée au niveau des nœuds, et n'a pu les franchir. En les défaisant, on remarquait à leur place un sillon contourné profond, aux limites duquel le cordon reprenait son volume; ils étaient sans adhérence.

Nous exprimons ici les mêmes regrets d'ignorer l'état du placenta mais, pour ce qui est des injections tentées en vain, nous pensons qu'un coagulum post mortem peut quelquefois s'opposer au passage des liquides; nous rappelerons ce que nous disions tout a l'heure d'une injection qui ne peut réussir à franchir un nœud provenant d'un enfant né dans de bonnes conditions, ce nœud avait été pourtant parfaitement perméable puisque l'enfant n'eut pas à en souffrir.

Nous ne voulons pas rapporter toutes les observations qui, dans la pensée de leurs rédacteurs appuieraient l'opinion qui fait de la mort du fœtus une conséquence des nœuds du cordon; nous avons reproduit celles qui pouvaient le mieux prêter à cette interprétation et avons essayé de montrer que, même dans la plupart de celles-ci, on n'avait pas le droit de conclure comme il a été fait.

La circonstance essentiellement favorable à la formation d'un nœud est, nous l'avons dit, la longueur exagérée du cordon ; or, parmi les autres complications que peut amener cette longueur anormale du cordon il en est une qui, on le voit dans maintes observations, se présente souvent avec le nœud, c'est l'existence de circulaires autour d'une partie fœtale. On connaît les dangers auxquels est exposé le fœtus lorsqu'il à le cou enserré par des circulaires. Les auteurs ne rapportent-ils pas des observations d'enfants venus au monde, amputés d'un membre, décapités même; et ces amputations n'ont-elles pas pu être rapportées sans qu'un doute fût permis à l'existence de circulaires. Nous pensons donc que toute observation de nœuds du cordon avec enfant mort, qui sera entachée d'une des complications: lésions du placenta, atrophie de cet organe, procidence ou circulaires du cordon, ne peut rationnellement s'admettre comme incriminant le nœud du cordon. On ne peut se refuser à accepter en effet que des circulaires établies à une époque éloignée du terme de la grossesse ne puissent s'opposer au développement ultérieur de la partie qui en est le siège et par suite ne soient suffisantes pour amener la mort quand c'est le cou qui en est le siège comme dans une des observations reproduites plus haut. L'atrophie du placenta, la dégénérescence graisseuse partielle ou générale, peuvent fort bien donner la raison de la mort du fœtus. Les foyers apoplectiques peuvent-être tout aussi bien la cause des souffrances de l'enfant.

Nous n'avons pu trouver un fait de nœud du cordon ayant entraîné la mort du fœtus, dégagé de toutes espéces de complications; nous pensons donc que les faits actuels n'autorisent pas les conclusions qu'on a en tirées. Et nous croyons qu'on peut d'autant moins formuler de telles conclusions qu'il existe bon nombre d'observations d'enfants nés parfaitement vivaces avec des nœuds très, serrés si serrés même que dans certaines de ces relations, les témoins laissent percer leur étonnement d'avoir vu, munis de leur nœud si serré, les enfants naître vivants et bien portants. A la suite de ces observations que l'on a données comme preuves des dangers que fait causer au fœtus le nœud du cordon, observations que nous avons essayé de discuter, nous allons en transcrire d'autres empruntées à la thèse d'agrégation de M. le Dr Chantreuil qui, elles, enregistrent des faits de nœud du cordon avec intégrité parfaite des fonctions fœtales.

Trois cas de C. Waters (American Journal of the medical sciences; 2e série, vol. X, p. 358, 1845).

1°. Le 6 septembre 1841, j'assistais Mme X... ; troisième ou quatrième grossesse; travail naturel et tranquille ; volumineux enfant. Le cordon était lié par un nœud à environ un pied de l'ombilic et la boucle était aussi serrée que possible sans interrompre la circulation. Mère et enfant bien portants.

Faut-il insister sur le fait énoncé dans cette observation d'un reserrement considérable du nœud avec santé parfaite de l'enfant?

2°. Le 24 novembre 1843, deuxième grossesse. Le cordon entourait étroitement le cou du fœtus; je le fis passer par-dessus la tête avant la fin de la délivrance ; le cordon était long et présentait un nœud. Mère et enfant bien portants ; mais, au moment de l'accouchement, le nœud était tellement serré, que les pulsations du cordon étaient très faibles, l'enfant ne faisant aucun effort pour respirer. En coupant le cordon et en appliquant un stimulant, les pulsations deviennent plus fortes l'enfant respira. Fille.

Ici l'état asphyxique a pu être causé, au moment du travail, par la compression du cordon ou les tractions exercées sur le nœud lui-même ou sur les circulaires. On comprend très bien qu'un nœud, à travers lequel la circulation continue à se faire, peut sans une traction dépendant de la pression utérine si puissante, voir un instant s'accentuer son intrication et interrompre ainsi le cours du sang. D'ailleurs, dans le cas présent, cet orage n'eut pas de suite fâcheuse.

3°. Le 13 juin 1845; mère d'une nombreuse famille, cordon enroulé autour du cou, je l'enlève avant la fin de l'accouchement ; le cordon avait environ deux pieds neuf pouces de long, et présentait un nœud très serré, mais pas assez toutefois pour interrompre la circulation. Il était situé à environ deux pouces et demi de l'ombilic. Fille bien portante.

Voici, en outre, une observation à nœuds compliqués, que nous empruntons encore à la thèse de M. le Dr Chantreuil.

Obs. — M. William Newmann rapporte un cas très intéressant dans l'Edimburg Monthly, juillet 1858. Dans ce cas, les enfants étaient contenus dans un sac formé par les membranes et naquirent àu n intervalle de deux heures et demie. Le premier vivait encore, le second était mort. A environ moitié route, entre l'ombilic et l'insertion du placentaire ou du cordon ombilical, le cordon du premier enfant qui était très facile de reconnaître à la ligature qu'on avait faite sur lui, était enlacé en un seul nœud et passait au travers d'une circulaire formée par le cordon du second enfant, qui, en raison de l'étroitesse du nœud, était complètement étranglé.

A l'exception d'un peu d'amincissement, à ce point les cordons étaient en bon état.

Les enfants étaient également à terme et bien nourris, de telle sorte qu'on ne pouvait supposer que la circulation à travers les cordons, avait été obstruée longtemps avant la mort. On m'avait dit qu'avant mon arrivée, la sage-femme avait déjà exercé certaine traction sur le cordon du premier enfant en le mettant au monde. D'où je conclus que l'étranglement avait eu lieu en ce moment. La longueur de ces cordons était d'environ 24 pouces chacun.

Cette observation de Newmann nous semble appuyer l'opinion que nous soutenons malgré les complications qu'elle présente. En effet, des deux enfants, l'un était mort, paraissant avoir succombé à la suite de l'étranglement de son cordon par un nœud situé sur le trajet du cordon de son frère. Celui-ci respirait et, s'il avait souffert, on devait l'attribuer plutôt à la manœuvre maladroite de la sage-femme qui, pendant le travail, avait exercé des tractions sur son cordon qu'à l'existence du nœud lui même qui, jusque-là n'avait amené aucun trouble, puisque l'auteur constate que, comme son frère, cet enfant était en bon état. On peut même penser que, si nulle traction n'avait été opérée, les deux enfants seraient venus vivants au monde. En effet, si, après analyse des observations transcrites plus haut, nous avons pu conclure que le nœud n'entraînait normalement aucun danger pour l'enfant, qu'abandonné à lui-même et sous l'incessante pression sanguine qui tend à dilater ses vaisseaux, il ne pouvait faire obstacle à la circulation, nous ne prétendons pas qu'une traction, faite avec une certaine force, n'arrive à diminuer la lumière des canaux veineux et artériels et à créer ainsi, en ce moment, pour l'enfant, tous les dangers de l'asphyxie. Cette observation nous paraissait intéressante à reproduire par ce fait que, des deux jumeaux, celui qui fut amené vivant était celui-là même qui portait un nœud au cordon et qui, d'après la théorie, devait, au contraire, succomber.

Devons-nous aborder la question du diagnostic ? Non ! puisque pour nous, jusqu'à ce jour, il n'est pas démontré que le nœud du cordon soit une cause de perturbation vitale pour le fœtus. D'ailleurs s'il en était autrement, si la présence d'un nœud pouvait amener des accidents graves dans la circulation fœto-placentaire, nous ne pensons pas qu'on arrive à les distinguer de tous autres dépendant d'une compression quelconque de l'organe.

S'il arrivait que dans une procidence du cordon on constatât l'existence d'un nœud sur son trajet, nous pensons qu'il serait dangereux pour le fœtus, d'opérer durant les manœuvres des tractions sur la tige ombilicale. Nous venons de voir dans une des observations qui précèdent que des accidents asphyxiques ont pu être attribués à cette manière de faire. Il serait même bon d'essayer de relâcher le nœud avant de faire la réduction du cordon prolabé.

Le pronostic découle, pour nous, de la discussion des quelques observations qui précèdent. Jusqu'à preuve du contraire. c'est-à-dire tant qu'une observation affranchie de toutes complications pouvant masquer l'influence propre du nœud ne se sera pas produite, nous croirons légitime, de penser qu'un nœud même serré, même compliqué, ne peut porter obstacle à la circulation fœto-placentaire.

Nous l'avons déjà dit : en général le cordon noué est un cordon dont les dimensions sont exagérées ; or cette longueur exagérée entraîne avec elle d'autres accidents que le nœud, accidents fort graves, et qui seuls peuvent faire mourir l'enfant ; tels sont la procidence ou les circulaires ; or le plus grand nombre des observations indiquent bien que le cordon noué faisait des circulaires soit autour du cou, soit autour d'un membre ou du corps de l'enfant. Cette circonstance qui masque l'effet propre du nœud, enlève toute importance aux faits cités. Parmi les observations que nous avons transcrites, celle de M. Canivet, qui échappe aux reproches adressés aux observations d'autres auteurs, ne nous semble pas cependant devoir entraîner notre foi et cela parce qu'il est permis de se demander si là aussi les circulaires n'ont pas joué leur rôle dans l'asphyxie de l'enfant.

Chacune donc de ces complications donne une certaine obscurité aux faits observés et ne permet guère la conclusion qu'on a cru pouvoir en tirer.

La théorie, qui explique la mort par le nœud du cordon ne nous paraît donc pas, jusqu'à présent, fondée ; on s'est, pensons-nous, un peu hâté de conclure entre ces deux faits de rapide observation : mort du fœtus et nœud, oubliant de faire entrer dans les données du problème, la constitution du cordon si favorable à sa presque fatale perméabilité. Nous avons, dans l'esquisse anatomique mise en tête de ce travail, rappelé la conformation du cordon et, il est permis, en le lisant, de comprendre combien sont réunies de conditions de sauvegarde pour la circulation fœto-placentaire; gélatine de Wharton garantissant les vaisseaux des compressions directes, richesse des artères et de la veine ombilicales en fibres musculaires lisses.

Les auteurs de médecine vétérinaire, du moins dans les quelques ouvrages que nous avons consultés, ne nous ont rien appris sur la question qui fait le sujet de cette thèse ; aussi ne pouvons nous dire s'ils ont observé des nœuds du cordon, chez les grands animaux ou si, les ayant observés, ils ont pu leur attribuer quelque influence sur les nouveau-nés.

A cette partie critique qui précède, nous ajoutons les résultats variables de quelques expériences que nous avons tentées, comme d'ailleurs l'avait déjà fait le Dr Tarnier.

Nous avons déjà dit, plus haut, que nous avions eu l'occasion d'essayer des injections à travers un cordon noué provenant d'un enfant né viable et fort vivace. Ces injections n'ont pas réussi, soit que le liquide ait été arrêté dans sa marche par quelque caillot existant au niveau du nœud, soit pour toute autre raison. Cette expérience, toute négative, nous a mis en garde contre toutes les conclusions qui se pouvaient tirer des recherches expérimentales.

Il est bien évident pour nous que les vaisseaux du cordon ne doivent pas réagir de même sorte quand l'enfant est encore contenu dans la cavité utérine, quand le cordon jouit par suite de toutes les propriétés des tissus vivants, et, au contraire, quand nous expérimentons sur un cordon privé depuis un certain nombre d'heures de sa circulation. La fibre musculaire lisse des vaisseaux est sans aucun doute déjà privée en grande partie de ses propriétés rétractiles; la gélatine de Wharton elle-même a subi des transformations qui la rendent inapte à réagir comme à l'état vivant.

D'autre part, à quelles conclusions peuvent amener les expériences quand la donnée importante de la tension sanguine dans le système fœto-placentaire nous manque pour nous guider. Lorsque, par une injection vigoureusement poussée, nous avons fait franchir au liquide le nœud en expérience, pouvons-nous en tirer une conclusion de valeur, ignorant si nous n'avons dépassé la poussée normale provenant du cœur fœtal.

Nous ne le pensons pas. Les ouvrages de physiologie nous donnent bien la tension artérielle dans le système circulatoire général; mais peut-on appliquer ces données spéciales à la circulation spéciale fœto-placentaire? Nous ne le croyons pas; aussi nous trouverions-nous fort embarrassé s'il nous fallait dire à quelles conclusions nous ont amené ces expériences faites sur des tissus organiques fatalement modifiés. Nous les transcrirons cependant, ne serait-ce que pour montrer combien est vain l'appui qui leur est demandé, soit pour infirmer, soit pour confirmer la nocuité des nœuds du cordon.

Expérience I. — Par un cordon long de 45 centimètres et exsangue, ne portant aucun nœud, nous faisons passer par la veine une injection d'eau gommée d'une densité voisine de celle du sang. Le liquide passe sans difficulté, sous une pression que nous ne pouvons pas déterminer. Cela fait, nous établissons un nœud simple vers le milieu du funicule et poussons le liquide, qui cette fois passe, mais avec moins de franchise. Pendant que circule le liquide à travers le cordon, nous opérons des tractions destinées à resserrer le nœud, et faites de façon à n'exercer aux points où se font les tractions aucune compression sur le vaisseau. A ce moment, le liquide cesse de passer. Un second nœud très serré est établi non loin du premier, et au delà de celui-ci par rapport à la canule. Cette fois, le liquide n'arrive à l'autre bout du cordon qu'après un certain temps, et ne s'y fait jour que goutte à goutte.

Exp. II. — Cordon de 50 centimètres portant de nombreux tours de spire ; les vaisseaux semblent contenir encore du sang. Nous injectons à travers la veine de l'eau simple, qui passe, mais difficilement. Nous faisons un nœud, le liquide ne passe plus, malgré toute pression.

Exp. III.— Cordon de 66 centimètres, modérément contourné, cordon maigre. Injection est faite et passe facilement ; un nœud est disposé sur son trajet, le liquide passe ; nous serrons un peu plus le nœud, le liquide passe encore ; un second nœud est disposé, doublant le premier, le liquide ne passe plus.

Exp. IV. — Cordon de 60 centimètres ; l'injection parcourt le cordon sans obstacle. On fait un nœud ; au bout de quelques secondes, l'eau se fait jour, mais en s'égouttant.

Paris. — A. Parent, imp. de la Fac. de médec., rue M.-le-Prince, 31.
A. Davy, successeur.

www.ingramcontent.com/pod-product-compliance
Ingram Content Group UK Ltd.
Pitfield, Milton Keynes, MK11 3LW, UK
UKHW020950220726
13924UKWH00002B/594

9 782019 941352